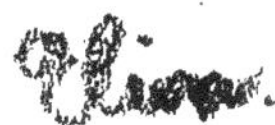

AF385315

Les Blessés de la Tuberculose

Ce que tout le monde doit savoir
pour se préserver et guérir

LA PRATIQUE

DES

MONITEURS D'HYGIÈNE

Visiteurs et Visiteuses à domicile

SEPTIÈME MILLE

Par

le Docteur FOLLET

Professeur à l'Ecole de Médecine de Rennes
Président du Comité départemental d'Assistance
pour l'Ille-et-Vilaine

1916

8° Te⁷⁷ 0fr. 30
1034

Les Blessés de la Tuberculose

Ce que tout le monde doit savoir
pour se préserver et guérir

LA PRATIQUE

DES

MONITEURS D'HYGIÈNE

Visiteurs et Visiteuses à domicile

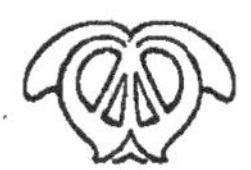

Par

le Docteur FOLLET

Professeur à l'Ecole de Médecine de Rennes
Président du Comité départemental d'Assistance
pour l'Ille-et-Vilaine

1916

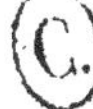

BIBLIOTHÈQUE NATIONALE
R.F.
IMPRIMÉS

AVANT-PROPOS

OBJET DE CE LIVRE

Le péril tuberculeux n'a jamais été plus menaçant. A l'heure où, du fait de la guerre, ses ravages s'étendent de façon effroyable sur le pays, il importe que toutes les personnes charitables qui assument la mission de visiter à domicile les malades en général, les tuberculeux en particulier, possèdent des connaissances précises sans lesquelles leur rôle serait inefficace.

Que ces visiteurs et visiteuses agissent à titre privé, ou soient affiliés à des organisations pré-existantes, ou en formation, peu importe : leur instruction doit être la même.

Le moment était donc venu de condenser, à l'usage de ces véritables « *Moniteurs d'Hygiène* », sous une forme maniable, et accessible à toutes les bourses, les notions indispensables qu'ils répandront à profusion dans le grand public ; ce petit livre n'a pas d'autre objet.

Docteur FOLLET.

Rennes, le 1ᵉʳ Juillet 1916.

TABLE DES MATIÈRES

LA PRATIQUE
DES MONITEURS D'HYGIÈNE
Visiteurs et Visiteuses à domicile

I. — Quatre faits graves

Quatre grands faits, étroitement solidaires, auxquels sont, en partie, liées les destinées de la France, doivent être présents à tous les esprits.

Ceux qui lutteront pour en atténuer les conséquences feront acte de patriotisme clairvoyant.

PREMIER FAIT

Avant la guerre, chaque année, la France perdait, environ, 25.000 habitants ; l'Allemagne gagnait, environ, 600.000 habitants :

Au-delà du Rhin, surpopulation !
En-deçà du Rhin, dépopulation !

DEUXIÈME FAIT

Les Allemands perdent moins de monde que nous par tuberculose.

Il meurt annuellement :

1° En Allemagne, 90.000 tuberculeux pour une population de 65 millions d'habitants ;

2° En France, 120.000 tuberculeux pour une population de 39 millions d'habitants.

Et cela surtout parce qu'au-delà du Rhin, les populations plus disciplinées ont obéi aux hygiénistes sans discuter.

« Nous sommes la nation la plus tuberculeuse du monde. » (1)

(1) Edouard *Herriot*. Conférence des Annales, 3 avril 1916.

Jusqu'au début de la guerre, « si peu nombreux que
« fussent « ses jeunes », la France en gaspillait une
« proportion trop forte par rapport aux autres pays.
« Or, la tuberculose concourait à ce gaspillage humain
« dans une mesure tout à fait anormale, de plus en
« plus anormale ; fait d'autant plus tragique qu'il s'agis-
« sait de jeunes adultes, d'individus en pleine force de
« production et de reproduction, que cette maladie
« épuise, puis détruit. » (1)

La situation s'est aggravée depuis lors.

TROISIÈME FAIT

Le nombre des jeunes gens âgés de 11 à 17 ans qui vont
représenter l'élément actif de la lutte économique entre
les deux races, au lendemain de la guerre, sera de :

En France : un million 800.000 ;

En Allemagne : 4 millions.

QUATRIÈME FAIT

L'on a officiellement la certitude, du fait de la guerre,
de voir se déverser annuellement sur le pays, des mil-
liers de tuberculeux militaires réformés, nouveaux ve-
nus dans la phalange des tuberculeux. Leur nombre
est tellement déconcertant que je ne veux pas avancer
de chiffre...

« Or, jamais devoir plus impérieux ne s'est imposé
« au pays que de s'occuper de ces malheureux.

« Pour le pays, ont combattu et souffert des légions
« de blessés par la tuberculose, invalides au même titre
« que les soldats mutilés dans la bataille.

« A ceux-là comme à ceux-ci, la nation doit payer
« une même dette de reconnaissance. » (2)

Le nombre des blessés de la tuberculose ira croissant,
avec chaque nouvelle année de guerre.

(1) *Honnorat.* Rapport sur les Dispensaires, février 1916.
(2) Professeur *Landouzy.* Commission permanente de la Tuberculose, 5 mai 1915.

II. — Le rôle du comité départemental

L'assistance aux « Blessés de la Tuberculose » s'exerce désormais, surtout pour les nécessiteux, par l'action, dans chaque département, d'un Comité dont la mission consiste à prendre en charge les militaires réformés pour tuberculose à leur sortie des sanatoriums militaires. (1)

Ces hommes sont signalés aux Comités dès leur sortie de la station sanitaire, et ceux-ci s'appliquent à leur donner, à eux et à leurs familles, toute l'assistance morale, matérielle et pécuniaire dont ils peuvent avoir besoin.

Le Comité agit par ses membres, ses filiales, ses Moniteurs d'Hygiène répandus en aussi grand nombre que possible dans le département. (2)

Prendre part à la lutte antituberculeuse, en commençant par les « Blessés de la Tuberculose », est à la portée de tous, hommes et femmes.

Cette lutte visant un péril national est une œuvre de défense nationale.

Elle constituera un véritable apostolat : elle exigera de la part de ses adeptes la conviction de l'efficacité de leurs efforts, quelques connaissances, la volonté d'aboutir, beaucoup de persévérance et de tact.

La tuberculose, dans le présent, le passé, l'avenir, est, a été, sera plus faucheuse que la mitraille ; le devoir de chacun est de la regarder en face pour la mieux combattre.

Le renoncement, l'indifférence, le septicisme, seraient sources d'irréparables désastres numériques : les Français ne sont plus assez nombreux pour s'y résigner.

(1) Il existe, depuis le 1er avril 1916, un Comité central d'Assistance aux militaires tuberculeux, à Paris, siège social, 5, rue Las-Cases, sous le haut patronage de M. R. Poincaré, président de la République. La désignation de ses membres indique quelle largeur de vues a présidé à sa composition.

(2) Conférence de M. Jules *Brisac*, de l'Alliance d'Hygiène sociale, 10 décembre 1915.

Les Comités départementaux groupent, à l'heure présente, toutes les bonnes volontés ; ils ne négligeront rien pour les orienter, les coordonner. Il leur faudra beaucoup d'argent. (1)

Le rôle des Moniteurs d'Hygiène, visiteurs à domicile des Comités, sera considérable.

III. — Le Moniteur d'Hygiène (2)

Le Moniteur constitue, à proprement parler, la cheville ouvrière de l'œuvre antituberculeuse (3) : ses attributions ont été parfaitement définies par Calmette (4) : « C'est lui qui visite périodiquement à domicile le malade, en camarade compatissant et dévoué : il cause amicalement avec les parents ou avec les enfants, s'inquiète de leurs besoins, de leur manière de vivre, de leurs habitudes, de leurs ressources, des personnes, des institutions ou des associations charitables susceptibles de les aider ; c'est lui qui explique l'usage des antiseptiques et des crachoirs de poche ; c'est lui qui démontre les inconvénients du balayage à sec, les dangers

(1) La création de ces comités, circulaire de M. Malvy, ministre de l'Intérieur, aux préfets, du 21 mars 1916, complète l'œuvre de protection légale des réformés tuberculeux réalisée par MM. Léon *Bourgeois, Honnorat, Petitjean,* Paul *Strauss,* J.-J. *Peyrot, Doisy, Métin, Siegfried,* Jules *Brisac,* répondant aux pressants appels des ligueurs antituberculeux de France, unis comme un seul homme sous la bannière du professeur *Landouzy,* aux arguments irrésistibles.

Les comités se transformeront peu à peu, tout naturellement, partout où il sera nécessaire, en dispensaires d'hygiène sociale et de préservation antituberculeuse. Ceux-ci, à la naissance desquels aura présidé l'initiative de M. Léon Bourgeois, surgiront de toutes parts, conformément à la loi du 13 avril 1916.

(2) Toute personne qui a le désir de devenir Moniteur d'Hygiène de l'œuvre des « Blessés de la Tuberculose », en Ille-et-Vilaine, doit en adresser, par écrit la demande à l'un des membres du Comité. Le Comité statue suivant ses besoins.

(3) Les Moniteurs seront recrutés dans toutes les classes de la société, tous les milieux, sans aucune distinction d'opinion politique, ni religieuse. La lutte contre la maladie fera, elle aussi, l' « union sacrée ».

(4) Programme pour l'organisation et le fonctionnement de dispensaires spéciaux en vue de la lutte sociale contre la tuberculose. *Calmette,* Lille 1913.

de contagion par les crachats et par le lait de provenance suspecte, les périls de l'alcool, les bienfaits de la sobriété et de la propreté. Il persuade au malade que, s'il veut éviter de se contagionner de nouveau, au fur et à mesure qu'il marche vers la guérison, il ne doit pas disséminer partout ses produits d'expectoration, et cet argument entraîne mieux la conviction que les plus beaux discours.

« Le Moniteur d'Hygiène, pour être compris et écouté partout sans méfiance, doit être une personne, homme ou femme, intelligente, active, dévouée, capable d'initiative et d'autorité, convaincue de l'importance de la fonction sociale qui lui est confiée ; elle est l'âme de l'œuvre qu'elle a faite sienne, et à laquelle elle consacre une partie de son activité quotidienne ; apôtre de la propagande antituberculeuse, elle sait s'adapter aux situations diverses en présence desquelles elle se trouve : il lui faut une diplomatie toute spéciale et un tact sans cesse à l'épreuve pour gagner la confiance des familles pauvres, dans lesquelles il s'agit de faire pénétrer et imposer sans violence les règles de l'hygiène antituberculeuse. On parvient, sans trop de difficultés, à convaincre le tuberculeux de l'utilité de ces règles, mais ce qui est particulièrement ardu, c'est d'obtenir leur application quotidienne et consciencieuse ; trop souvent, on se heurte chez lui à une incurable négligence, à un égoïsme féroce. Avec l'ascendant qu'il a pris dans le milieu auquel il s'adresse, avec le contrôle incessant qu'il y exerce, le Moniteur obtient des résultats bien autrement importants que ne pourraient en avoir des médecins dans des consultations rapides. »

Telle est la conception de Calmette, mais ce ne sont là que des principes généraux. Pour appliquer ces principes, *il importe que le Moniteur ait d'avance une vue nette de sa conduite, envisagée dans le détail :*

Qu'il lise avec attention les pages suivantes : il y trouvera sans peine la marche à suivre, et le moyen de faire appliquer sous ses yeux les mesures d'hygiène qui s'imposent.

Lien vivant entre le tuberculeux et le Comité départemental, le Moniteur suit de près le malade qui lui est confié, et rend compte au Comité, dans un petit rapport mensuel, de ses efforts, des résultats obtenus, de ses initiatives. Le Comité est à sa disposition pour le guider quand il est embarrassé. *Le moniteur aura la volonté de triompher avec adresse de toutes les difficultés ;* il sera constamment en action pour parvenir à ses fins.

Il ne suffit pas de connaître son manuel, d'en faire étalage en vaines paroles : il faut convaincre autour de soi, en n'employant que les meilleurs arguments. Le discours a son prix, mais le bavardage est inutile, insupportable ; l'acte et l'exemple doivent accompagner les mots, en démontrer le bien-fondé.

Vous parlez de *crachoirs*, de la manière de s'en servir, de leur nécessité absolue : achetez le crachoir vous-même ; crachez dedans, aux yeux de tous, suivant les règles, et montrez comment on le nettoie. Il faut que l'entourage comprenne : *les leçons de choses seules sont persuasives ;* faites une répétition des manœuvres indiquées au chapitre VI.

S'agit-il des *antiseptiques ?* Montrez comment on fait une solution, comment on la manie, combien on en verse.

Voulez-vous prouver qu'un bifteck succulent, une soupe bien à point, *stimulent l'appétit :* grillez le bifteck, préparez la soupe, et que ce soit bon !

On cause *contagion ?* Que signifient ces mots ? Racontez des histoires ; retenez mes causeries, lisez-les à haute voix, commentez-les, faites ressortir ce qu'elles ont d'instructif.

On agite la question de la *guérison ?* Encouragez toujours, envers et contre tout ; apprenez par cœur le chapitre IV ; sachez, par des souvenirs, des exemples choisis autour de vous, en souligner l'intérêt.

Les *mouches* voltigent-elles çà et là dans la maison, autour de la lampe, des aliments que l'on conserve ? Faites, avec toute la famille, la chasse aux mouches ; c'est un sport comme un autre ; il amusera les enfants, et leur sauvera peut-être la vie, si les moyens que vous employez sont bons ; avant de faire cette chasse, relisez le chapitre XII.

Retenez bien qu'il ne suffit pas de traiter un sujet une seule fois pour qu'il soit compris et retenu ; il y faut revenir sans cesse, sous des formes diverses ; *à force de taper sur le clou, on l'enfonce.*

Le *logis sera salubre ;* vous le ferez salubre, c'est entendu, comme il est dit au chapitre XI. Mais vous aurez soin de ne pas contrarier les goûts de l'entourage et du malade. Chacun aime arranger sa maison à sa guise. Il est possible, tout en l'arrangeant à sa guise, de se conformer aux lois essentielles de l'hygiène : vous étudierez cette conciliation dans chaque cas particulier.

Les pratiques de la *désinfection* sont si capitales que le Moniteur devra, pour sa propre instruction, procéder lui-même, maintes fois, à leur exécution. Elles varient suivant les procédés employés ; ceux-ci sont très nombreux. Vous en trouverez l'indication aux chapitres IX et X.

Le linge sera mis à part pour être porté à l'étuve. Il faudra que chaque malade possède deux énormes sacs de toile pour mettre ce linge à part ; il y en aura toujours un en service, et l'autre à la désinfection. Vous achèterez ces sacs, ou les ferez confectionner.

Tabac ? Alcool ? Le Moniteur prêchera d'exemple et ne sera ni fumeur passionné, incorrigible, ni buveur.

L'œuvre de Grancher, étudiée au chapitre XIII, sera parfaitement connue, et vulgarisée avec persévérance, conviction.

Le Moniteur s'intéressera au vêtement, au couchage, au chauffage du malade.

Le *vêtement* chaud est nécessaire ; la flanelle sur la peau est indispensable. Mais sous la flanelle, cette peau sera tenue propre, souvent lavée, et frottée à l'alcool camphré. Je recommande pour cette friction de la peau du tuberculeux, le soir, la formule suivante :

$$\text{Solution} \left\{ \begin{array}{ll} \text{Gaiacol} & \text{10 gr.} \\ \text{Eucalyptol} & \text{10 gr.} \\ \text{Alcool camphré} & \text{500 gr.} \end{array} \right.$$

Pourquoi le Moniteur ne créerait-il pas, parmi ses amis et relations, un petit ouvroir, pour lequel il ferait lui-même sa réclame, où seraient reçus les dons en vêtements ? où les habits usagés, dus à la charité de chacun, seraient réadaptés aux besoins du tuberculeux par des doigts habiles et compatissants ? Là aussi, pourrait être confectionné du linge. Il est à souhaiter que le Moniteur ne soit pas seul à s'intéresser à son protégé, qu'il puisse autour de lui, et en sa faveur, créer un courant de bienveillante sollicitude.

Le *couchage* offre un grand intérêt ; songez à la formule : lit à part, chapitre V, 3ᵉ causerie. Le tuberculeux doit avoir un lit, et une literie, pour lui tout seul. Ce sera un des premiers soucis du Moniteur auquel le Comité donnera l'argent nécessaire pour que ces acquisitions soient faites ; lit en fer, bien entendu, facile à nettoyer, à désinfecter.

Le *chauffage* est utile : le Moniteur évitera cependant qu'on exagère. Un tuberculeux se porte mieux à l'air pur, même froid, que dans une atmosphère étouffante et confinée ; par les temps secs, la nuit, si le catharre est modéré, il n'est pas mauvais de dormir fenêtre ouverte ; le chauffage ne sera donc pas une source de grosse dépense.

Le *travail, c'est la santé ;* bien compris, il n'a jamais tué personne ; tout au contraire, le Moniteur y songera pour son malade : il lui cherchera un travail adapté à ses forces, et quelque peu rémunérateur.

Le métier antérieur pourra souvent être continué ;
parfois, il en faudra trouver un autre. Il n'est pas facile
à un adulte de changer de métier. La question est déli-
cate, et le Moniteur ne saurait trop réfléchir au métier
le meilleur qui convient à ceux dont il a la charge ;
relisez le chapitre VII.

Il est essentiel que le Moniteur sache prendre la
température d'un malade ; le thermomètre à maxima et
à la minute est le plus pratique ; il est courant dans le
commerce. On met sous l'aisselle la cuvette à mercure
de l'instrument et on applique le bras sur la poitrine.
On lit sur la graduation le niveau du mercure. Au-des-
sus de 37°2, il y a fièvre ; les tuberculeux ont très facilement de la fièvre. Quand ils en ont, ils ne doivent
pas exécuter de travail fatigant. Ils sentent d'ailleurs
eux-mêmes si, oui ou non, cette fièvre les rend inca-
pables de travailler. On prend la température matin et
soir et on l'inscrit sur une feuille spéciale qu'on trouve
partout, que le Comité distribue.

Le Moniteur résumera ses impressions sur une fiche
dont il est facile d'imaginer des modèles, dont il gar-
dera le double et qui sera transmise au Comité ; il la
remplira de concert avec le médecin de son tuberculeux
et sous sa dictée, si possible, au moins pour la première
partie.

Voici le modèle de cette fiche adoptée pour l'Ille-et-
Vilaine. Elle n'est envoyée au Comité par le Moniteur,
que lorsque ce dernier a pu la dresser complète, c'est-à-
dire après une quinzaine de jours d'observation atten-
tive.

BLESSÉS DE LA TUBERCULOSE "

COMITÉ d'ILLE-ET-VILAINE d'ASSISTANCE AUX MILITAIRES RÉFORMÉS POUR TUBERCULOSE

Siège social à Rennes

Nom. Prénoms :
Date et lieu de naissance :
Age du réformé :
Sa taille, Son poids :
Domicile habituel :

PARTIE MÉDICALE

De quel sanatorium vient le malade ?
Périodes pendant lesquelles le malade a été mobilisé ?
Le malade a-t-il fait campagne ?
Où et combien de temps ?

Etat de santé avant le service militaire ?
Etat de santé avant la mobilisation ?
Début approximatif de la maladie actuelle ?

Localisation de la tuberculose { Pulmonaire / Laryngée / Autres localisations.
La maladie est-elle en évolution aiguë ou non ?

Le malade est-il alité et depuis quand ?
L'état général est-il { satisfaisant ? / médiocre ? / mauvais ?

Y a-t-il fièvre ?
Quel degré de température ?

Y a-t-il ou non des troubles digestifs ?
Lesquels ?
Y a-t-il de la diarrhée ?
Y a-t-il des troubles hépatiques ?

Le malade crache-t-il ?
En quantité légère ou moyenne ?
Examen des crachats { Y a-t-il des bacilles ?

Donne-t-il l'impression d'être contagieux ?

Examen des urines { Y a-t-il de l'albumine ? / Y a-t-il du sucre ?

Indiquer l'état des lésions pulmonaires	légères ? peu avancées mais étendues ? avancées ? unies ou bilatérales ? avancées et étendues ?	
Le malade semble-t-il justiciable au médecin d'un Pneumothorax artificiel ?	
L'hospitalisation est-elle nécessaire ? Ou le séjour dans un sanatorium? Ou le repos à la campagne ? Aptitude au travail ?	

Date de l'examen : ....

Signature du Médecin :

PARTIE SOCIALE

Marié ou célibataire ? Femme. Etat de santé ? — Travaille-t-elle ? A-t-il des personnes à sa charge ?	
Nombre d'enfants ? Etat de santé des enfants ? Y a-t-il lieu de s'occuper du placement des enfants dans une œuvre ?	
Quel était le salaire moyen du malade avant la guerre ? Ressources actuelles ? Allocation ? Secours divers ?	
Logement (en garni ? Prix du loyer (en location ? Etat du logement ? Le logement est-il insalubre ? Nombre de chambres : Nombre et distribution des habitants : Le réformé a-t-il besoin d'un lit ?	
A-t-il besoin (en argent ? de secours (en nature ?	
Observations générales et conclusions :	

Fait à...................................

Le...................... 191

Signature du Moniteur d'Hygiène :

Le plus souvent, c'est le Moniteur qui apprécie *l'opportunité des secours* en nature, bien préférables, en principe, aux secours en argent, qu'il convient de distribuer. Le Comité statue ; cette distribution est faite par le Moniteur, responsable devant le Comité. On utilisera, suivant les commodités locales, le système des bons de pain, de viande, etc., délivrés par le trésorier ; ou toute autre méthode.

Le moniteur conduit lui-même son malade, autant de fois qu'il est nécessaire — en général, une fois par semaine suffit largement — à la *consultation du Dispensaire d'Assistance départementale*, où le médecin désigné par l'œuvre vient à jours et heures fixes. En attendant la création de locaux définitifs, propriétés du Comité, ce Dispensaire n'est autre qu'une salle d'hôpital, ou d'édifice public, mise à la disposition de l'œuvre. Dans les bourgades ou petites villes, c'est souvent le cabinet du médecin lui-même, ou le domicile du malade, qui est, à lui seul, le dispensaire.

Dispensaire, en effet, à l'heure actuelle, signifie surtout : action vivante, simultanée, combinée, de tous ceux qui veulent du bien au tuberculeux. Le mot « dispensaire » a cette signification, beaucoup plus que celle d'édifice construit et aménagé en vue de la lutte antituberculeuse ; le Dispensaire, en attendant mieux, est une organisation très souple adaptée à des réalisations immédiates et pratiques ; il n'est pas, malheureusement, partout encore, chose matérielle et tangible ! Ce jour viendra, espérons-le : l'action vivante, et le local idéalement organisé, se compléteront alors harmonieusement, sur toute l'étendue du pays.

Le malade, le Moniteur et le médecin auront donc une entrevue de temps à autre ; des échanges d'idées en résulteront, dont chacun des trois participants tirera le plus grand profit. Dans une conversation familière, sans apprêt ni morgue, il est si facile de dire, de demander, de prescrire tout ce que l'on veut, tout ce qui est utile... C'est dans ces entretiens avec le médecin que sera complétée la fiche.

Le Moniteur qui surveille aussi les membres de la famille de son tuberculeux n'hésitera pas, si leur santé lui paraît suspecte, à les entraîner au Dispensaire. Il n'est jamais indifférent d'avoir un avis, de réfléchir sur ce qu'il y a de mieux à faire pour éviter la contagion, la propagation du mal autour de soi.

IV. — La Tuberculose est guérissable

La tuberculose est la plus curable de toutes les maladies chroniques. C'est là un axiôme dont l'exactitude se vérifie depuis plus de trente ans que l'on envisage le mal sous tous ses aspects.

La pratique de la médecine m'a appris que le nombre des gens qui guérissent du mal est incomparablement supérieur au nombre de ceux qui en meurent. Si, actuellement, en France, 120.000 tuberculeux succombent chaque année, il n'est pas exagéré, à mon sens, d'affirmer que du 1er janvier au 31 décembre, un million de victimes nouvelles sont frappées ; le chiffre m'apparaît incalculable de ceux qui, marqués de la tare, conservent jusqu'aux âges les plus avancés tous les apanages de la bonne santé. La guérison chez eux a fait son œuvre.

La guérison de la tuberculose est prouvée par des faits indiscutables. Il y a grand intérêt à le dire bien haut, à le répéter au public avec insistance, non par humanité pour le leurrer de vaines espérances, mais parce que « cela est », parce que les malades ont besoin de se soigner longuement. « Pour guérir de la tuberculose, disait *Grancher*, il faut le vouloir, le vouloir longtemps. » Or, nul ne consentirait à se soigner longtemps s'il n'avait pleine confiance dans la souveraine efficacité de sa cure.

V. — La contagion de la Tuberculose

Premier principe. Un tuberculeux, homme, femme

ou enfant qui n'a pas été éduqué au sujet de son mal et qui ne prend pas les précautions nécessaires, tue sa famille par contagion.

Deuxième principe : Le tuberculeux ne doit pas être considéré comme un pestiféré : il peut vivre au milieu des siens sans leur nuire, s'il veut bien s'astreindre à toutes les précautions nécessaires.

Première causerie : **Le crachat du Tuberculeux**

Les jours de foire, avez-vous bien remarqué dans les tramways départementaux et les wagons de grande ligne, *deux choses extraordinaires, monstrueuses, contradictoires, entre lesquelles nous roulons* ? Leur contraste est déconcertant !

Ces deux choses, les voici :

La première, haut placée, coquette, gentille, bien encadrée, bien en vue, propre d'ailleurs et frottée avec soin, est une petite affiche sur laquelle on peut lire : « Il est interdit aux voyageurs, dans l'intérêt de leur santé, de cracher par terre, par ordre du Comité d'Hygiène. »

La seconde, étalée sur le parquet, est une chose innommable, visqueuse, sur laquelle on glisse, qui colle aux chaussures, et tellement abondante par places, tellement épaisse, qu'on y patauge autant que dans la boue : c'est un composé de jus de chiques, de salive gorgée des microbes les plus virulents des bouches les plus sales, de crachats de bronchitards et de phtisiques, et de crotte apportée du dehors. Le soir arrive, cette glu microbienne forme de larges flaques ; la nuit passe, la glu devient poussière, surtout si le temps est sec ; il ne reste plus sur le sol du wagon qu'une poudrette légère, prête à voltiger au vent qui passe, à la trépidation de la route, à remplir les narines des innocents voyageurs dont bon nombre aspirera de la sorte quelques vivaces microbes de la tuberculose qui ne demanderont qu'à proliférer dans leurs bronches, dans leurs poumons.

Le crachat des tuberculeux doit être bien connu de

tous : il contient les microbes de la tuberculose en proportion inouïe. Une parcelle de crachat, une gouttelette, peut en contenir des milliards faciles à reconnaître au microscope. Un seul d'entre eux, virulent et prolifique, introduit dans le corps humain, peut y devenir le générateur d'une granulation tuberculeuse ; cette granulation développée où il faut et mettant le temps nécessaire pourra, à elle toute seule, entraîner la phtisie ; un seul bacille peut tuer son homme ! « *Cracher par terre, du fait d'une maladie ou d'une mauvaise habitude, affirme énergiquement le professeur Letulle, est une mauvaise action.* »

C'est par les crachats que se propage la tuberculose, que se propagent d'ailleurs la plupart des maladies des voies respiratoires.

Le tousseur, chez lui, tuberculeux ou simple catharreux, n'aura donc qu'un souci : cracher là où ce ne sera pas dangereux pour les autres et pour lui-même. Il ne faut donc jamais cracher sur le sol, ni dans la poussière des cheminées, ni dans du son, ni dans des mouchoirs ou des serviettes, si sur un carton plat comme je le vis récemment dans une maison où un pauvre phtisique me présenta quarante superbes crachats qu'il avait comptés, étalés en bon ordre à la surface d'un carton aussi large que son lit de misère !

En d'autres termes, *ne jamais cracher là où, en se desséchant, l'expectoration peut devenir poussière ; car non seulement l'entourage, mais* LE MALADE LUI-MÊME *réabsorberaient ces poussières nocives ;* or, la maladie, si elle était curable, aurait chance de ce chef de récidiver ou de s'éterniser, et si elle était incurable, s'aggraverait d'autant : *si le malade veut guérir, il crachera suivant les règles.*

Où faut-il cracher ? La réponse est simple : toujours dans du liquide ; dans de l'eau, dans le vase de nuit à demi rempli, ce sera déjà bien ; dans un liquide antiseptique, c'est encore mieux, parce que le bacille succombe aussitôt expectoré. Nous étudierons ces antiseptiques au chapitre X. Il est ensuite si simple, lorsqu'il contient du liquide, de vider aux cabinets le récipient, crachoir, cuvette ou bol où l'on a craché, puis de le passer à l'eau bouillante.

Il existe aussi des crachoirs de poche à la portée de toutes les bourses : ils coûtent quelques sous. Nous indiquerons au chapitre VI comment s'en servir. Dans la rue, si vous avez quelque pitié pour vos semblables, tousseurs irréductibles, crachez au moins dans le ruisseau !

En matière de prophylaxie antituberculeuse, bien retenir cette formule : *la crainte du crachat est le commencement de la santé !*

Deuxième causerie : **Tragique histoire**

Je vis entrer, un jour, dans mon cabinet, une jeune femme simplement habillée, très soignée dans sa mine modeste, tenant par la main un bébé de trois ans.

Le visage de l'enfant était triste et blême ; celui de la mère, couleur de cire, plaqué aux pommettes d'un rouge inquiétant, dénotait une usure précoce, un épuisement irrémédiable des sources de la vie.

« Docteur, me dit-elle, je suis à bout de courage et de forces. Mon mari est mort phtisique il y a deux ans ; il m'a laissé sans ressources ; j'étais adroite couturière, j'avais quelques relations ; je me mis à la besogne, me créai une petite clientèle, et pus vivre, travaillant tout le jour et une partie des nuits. Pendant un an, tout alla bien, grâce à ma santé que je croyais à toute épreuve et à la joie d'élever mon cher bébé dont les joues roses et la gaieté calmaient un peu ma douleur. Depuis quelques mois, je maigris, je tousse, je crache ; mes forces m'abandonnent ; j'ai peur. J'ai peur de la maladie de poitrine, peur de mourir et de laisser mon petit seul au monde ; peur aussi depuis quelque temps de lui communiquer ma maladie. Il n'a pas bonne mine ; il ne mange plus, il a dans le cou des glandes de faiblesse, il est triste malgré ma tendresse et malgré mes baisers. Docteur, je vous en supplie, dites-moi la vérité, quelque cruelle qu'elle puisse être. Je veux me soigner ; je suis énergique ; je veux vivre pour mon enfant, et si je suis un danger pour lui, je préfère, quoiqu'il m'en coûte, m'en séparer jusqu'à ma guérison ; je le placerai à la campagne, chez quelque personne de confiance, qui saurait en prendre soin. »

La jeune femme se tut, un léger tremblement aux lèvres, fixant sur moi ses grands yeux, pleins d'angoisse, frêle créature raidie dans un suprême effort de volonté et de sacrifice.

Une enquête approfondie, des questions précises, une auscultation minutieuse de la mère, un examen attentif de l'enfant me révélèrent la vérité dans son horreur tragique : la mère et l'enfant étaient tuberculeux !

Voici ce qui s'était passé : au cours de sa longue maladie, le père avait contaminé la mère ; la malheureuse, ne connaissant aucune des précautions à prendre avait soigné son mari avec un dévouement admirable, s'imprégnant au jour le jour des germes de la tuberculose qui, après une année de surmenage triomphèrent de sa robuste nature. Toujours ignorante de la contagiosité de son mal, mère modèle et tendre, elle entoura de petits soins son bébé et le contagionna d'autant plus rapidement que son affection s'exprimait en caresses plus étroites et plus passionnées. J'eus l'impression que le mal était si avancé que l'enfant succomberait avant la mère. Mes prévisions, hélas ! ne tardèrent pas à se réaliser ; quelques mois s'écoulèrent ; ils disparurent l'un après l'autre ; le bébé mourut le premier, un soir d'hiver ; et la mère quelques semaines plus tard !

La morale de cette histoire, lecteur, est peut-être dure à entendre, mais n'est-il pas nécessaire de regarder la vérité en face ? Si le mari avait pris vis-à-vis de sa femme les précautions les plus élémentaires, il ne l'eût pas contagionnée ; si la mère se fut, à temps, séparée de son enfant, elle ne l'eût pas tué ! Elle n'eût pas commis cet homicide involontaire dont tant de parents phtisiques se rendent coupables vis-à-vis de leurs enfants !

Troisième causerie.
Chambre à part. — Lit à part. — Objets usuels à part. La barbe. — Dangers du baiser.

Toute personne qui tousse et crache contagionne donc d'autant mieux son entourage qu'elle ne prend pas les précautions nécessaires.

En quoi consistent essentiellement, dans la vie en commun, ces précautions applicables aussi bien à la tuberculose qu'aux rhumes, aux bronchites ordinaires les plus banales.

1° *Faire chambre à part*, ou tout au moins lit à part. La contagion des sujets sains par le tousseur est inévitable si l'on couche ensemble ; mari et femme, parents et enfants, membres d'une même famille, ne doivent jamais oublier ce danger, parfaitement évitable ; le contact, pendant la nuit, lors des quintes de toux, est alors trop direct, trop intime, pour que les germes ne passent pas de l'un à l'autre.

2° *Les objets usuels du malade ne doivent pas être communs à toute la famille :* les verre, cuiller, fourchette, couteau, assiette du tousseur ne serviront qu'à lui, et, après l'usage, seront plongés dans l'eau chaude, puis bouillis ; la serviette sera, aussitôt après le repas, conservée dans un petit sac de simple toile uniquement réservé à cet effet et que l'on possédera en double, de façon à pouvoir le lessiver souvent et en avoir toujours de rechange.

3° *Il est à désirer que le tousseur soit rasé*, ou au moins ne porte pas sa barbe ; tout au plus la moustache coupée courte est admissible. La barbe est un réceptacle à microbes ; il est impossible de la désinfecter. Le tousseur barbu se réinfecte lui-même et entretient sa maladie.

4° *Le baiser est pernicieux :* il propage la tuberculose. Il dépose à la surface de la peau des germes qui y restent fixés. Il est la source des tuberculoses les plus diverses : carie tuberculeuse des doigts chez les enfants dont on embrasse les mains ; lupus rongeants de la figure ; tuberculose de la bouche et des poumons : il suffit de quelques baisers d'un phtisique pour infecter une personne saine, surtout un enfant, et cela en quelques minutes, de même qu'on se transmet la syphilis, la diphtérie, la coqueluche, la scarlatine et autres maladies en peu d'instants.

VI. — Crachoirs et Mouchoirs

Le crachat et les secrétions de la bouche : voilà l'ennemi, le danger constant : il s'agit de les rendre inoffensifs. Comment ? Par l'usage du crachoir.

Il y a deux espèces de crachoirs :

1° *Le crachoir de domicile, crachoir fixe ;* on en trouve partout dans le commerce ; le meilleur est celui qui est largement ouvert, sans couvercle, facile à manier avec une anse et large sur sa base de façon à ne pas chavirer facilement. On y verse dans le fond une solution antiseptique. Il doit être émaillé, vidé dans les cabinets aussi souvent qu'il est nécessaire ; plongé ensuite chaque fois dans l'eau bouillante pendant une demi-heure au minimum.

Tout récipient peut servir de crachoir, à condition de n'être plus employé qu'à cela : cuvette, seau hygiénique, casserole émaillée, etc.

Il ne faut pas laisser tomber à terre un crachoir rempli ; il infecterait le sol. Si toutefois l'on commettait cette maladresse, il faudrait aussitôt désinfecter ce sol : l'essuyer d'abord avec du coton hydrophile tenu à bout de pincettes et jeter ce coton au feu, puis passer sur le sol, au point souillé, soit de l'eau de Javel, soit du lait de chaux, soit une très petite quantité d'essence ou d'alcool, à laquelle on met le feu, quantité qui doit être assez minime pour ne pas brûler le parquet ; promener ensuite, pendant quelques instants, sur la partie souillée, une petite torche composée de coton hydrophile imbibé d'essence enflammée, tenue à bout de pincettes.

2° *Le crachoir de poche*, crachoir portatif, dit crachoir individuel. Il faut apprendre à s'en servir : on l'a dans sa poche, toujours la même poche.

Comment l'employer ? Dites au malade ceci :

Pendant l'accès de toux qui précède l'arrivée des crachats à la gorge, vous vous efforcerez de fermer la bouche pour éviter la projection de gouttelettes au dehors ; puis, votre main gauche saisira dans la poche correspondante le crachoir portatif que vous ouvrirez de la main droite ; les lèvres s'appliqueront alors à l'orifice du crachoir pour que le crachat poussé par la langue y passe directement et complètement.

C'est alors que la main va chercher le mouchoir dit « hygiénique », qui essuiera les lèvres et le pourtour de la bouche, puis les bords du crachoir. Ce dernier sera bien fermé soigneusement, puis replacé toujours dans la même poche du vêtement où se trouve aussi le mouchoir hygiénique qui a servi en même temps, non pas à se moucher, mais à s'essuyer.

Quand vous employez le mouchoir hygiénique, il faut le déplier toujours du même côté ; éviter de désenvelopper les reliquats de crachats que vous avez pu y enfermer pour que ce mouchoir conserve alors une face intérieure sale, en rapport avec son contenu, et une face extérieure propre que vous pourrez toucher sans vous salir les doigts.

Le mouchoir hygiénique sert donc à compléter l'acte de cracher ; il ne doit pas servir à autre chose : on a d'ailleurs un second mouchoir supplémentaire pour les usages ordinaires, dont le principal consiste à se moucher ; ce mouchoir supplémentaire sera dans une poche différente de celle du crachoir.

Le crachoir de poche, manié dans la rue, en tramway,

ou tout autre lieu public, n'est pas encore entré dans nos mœurs ; il est nécessaire de l'y acclimater, de vulgariser les notions d'hygiène à tel point que chacun trouve aussi naturel de voir son voisin cracher dans son crachoir de poche qu'il trouve naturel et propre de le voir se servir de son mouchoir ; il fut un temps où les gens de la meilleure société se mouchaient dans leurs doigts ; *le temps est venu où cracher par terre doit être un acte répugnant, stigmatisé par l'opinion publique*, à tel point que le crachoir de poche devienne pour les enrhumés une nécessité courante, acceptée de tous avec reconnaissance et sans aucun dégoût.

VII. — L'alimentation du Tuberculeux
Son travail - Le surmenage

Envisageons la question, autour de laquelle, depuis de longues années, il est fait grand bruit, de *la suralimentation chez le tuberculeux.*

Vous l'entendrez partout encore préconisée à outrance. J'ai vu de malheureux malades qui absorbaient en un jour, 24 œufs, 1 kilog. de viande crue et 3 litres de lait, sans compter l'alimentation de tout le monde aux trois repas ! De tels excès sont gros de conséquences fâcheuses. La suralimentation peut conduire très vite à l'intoxication ; qu'on y prenne garde. Elle peut entraîner la dyspepsie, la gastro-entérite, les vomissements persistants, les crachements de sang, les maladies des reins, la gravelle, etc., sans compter le ver solitaire et autres parasites.

Il semble que l'idéal ait été jusqu'ici de faire engraisser les tuberculeux. On oublie trop que l'engraissement doit être le résultat de l'amélioration et non pas le but poursuivi à outrance, envers et contre tout !

Je m'explique en affirmant tout de suite que la suralimentation rend de grands services, mais qu'on doit la manier avec prudence ; qu'il en faut bien connaître les

indications ; *qu'il y a en somme trois catégories de tu-*
berculeux :

1° Ceux pour qui la suralimentation est dangereuse ;
2° Ceux pour qui elle est inutile ;
3° Ceux pour qui elle est nécessaire.

La *suralimentation est dangereuse* chez les gens déjà
obèses, auxquels il convient parfois d'imposer une cure
de réduction alimentaire dont les bons effets sont immé-
diats ; chez les dyspeptiques qui ont la fièvre, chez ceux
qui sont à une période trop avancée du mal.

La *suralimentation est inutile* chez les tuberculeux
qui ne maigrissent pas, chez ceux dont la corpulence
est normale. Le régime doit seulement maintenir en
équilibre le poids du corps, en tenant compte de ce fait
que les besoins du malade sont un peu supérieurs à
ceux du sujet sain.

La *suralimentation est nécessaire*, au moins très utile,
chez tous les tuberculeux amaigris, ou chez ceux qui
maigrissent. Quand le sujet a repris son poids normal,
il faut la cesser, quitte à la recommencer.

Il est impossible d'adapter à tous les individus une
formule unique, dite « formule de suralimentation ».

*La seule définition possible de la suralimentation est
celle-ci : « manger trop ». Or, manger trop est absurde.*

Le malade s'efforcéra surtout de désirer, de mériter
son repas et de faciliter sa digestion par un exercice
modéré au grand air. S'il reste immobile, surtout dans
une atmosphère confinée, il ne peut ni ne doit manger
beaucoup.

La pureté, la vivacité de l'air, ainsi que le mouve-
ment, ont une influence énorme sur l'appétit et la digestion.

Il est mauvais de dépasser cinq prises alimentaires
par jour : l'estomac n'a pas alors le temps de se reposer.
La première de ces prises aura lieu d'aussi bonne heure
que possible, le matin ; la dernière sera très tardive le
soir ; les autres, à 11 heures du matin, à 16 heures, à

19 heures ; ce sera tout, dans les cas « dits de suralimentation ».

Mais chaque prise pourra être minime, exactement en rapport, avant toute autre considération, avec la capacité gastrique du sujet.

Faute d'une véritable définition, nous caractériserons ainsi la suralimentation : « Manger beaucoup, manger le plus possible, et de son mieux, sans dépasser jamais les limites de la tolérance de l'estomac. »

Quelles sont ces limites ? Le malade seul peut répondre ; lui seul les connaît ; il sait s'il a encore faim, s'il peut encore avaler. Il doit « *vouloir* » manger, quand il a peu, ou pas d'appétit. Il commettrait une faute en s'abandonnant, inerte et fataliste, à l'inanition. La volonté permet de se nourrir, même quand l'appétit « n'y est pas » ; elle ne le permet cependant que dans une certaine mesure...

Ainsi comprise, la suralimentation est une méthode précieuse.

Quand le malade a bon estomac, la tâche est aisée ; la plupart des aliments lui sont excellents : il suffit de bien les préparer. La ménagère s'appliquera à faire une cuisine aussi agréable que possible. Il n'est pas besoin d'aliments compliqués ni particulièrement coûteux ; il faut savoir faire une bonne soupe, cuire une viande bien à point et les présenter sur la table de façon propre et appétissante (1).

Le tuberculeux doit manger lentement, plus encore, si possible, que les gens bien portants, passer à table le temps voulu et s'appliquer à mastiquer avec soin ; autrement, l'estomac se révolte et digère mal.

Le repas le plus important sera fait à l'heure qui conviendra le mieux ; cela dépend de chacun ; pour les uns c'est le soir, d'autres le matin, d'autres à midi.

(1) Docteur *Pettidi* : Réflexions sur la Tuberculose, avec préface du docteur *Faisans*. Maloine, éditeur, Paris.
Docteur F. *Helme* : Notre Santé. Paris, Payot, éditeur, 1914.

Le sucre, sous toutes ses formes, est très nourrissant ; on peut prendre dissous dans de l'eau ou du lait la valeur de 10 à 15 morceaux de sucre par jour ; cela fait partie de la suralimentation.

Le beurre a de gros inconvénients s'il est fabriqué avec du lait provenant de vache tuberculeuse ; or, il y a beaucoup de vaches tuberculeuses et le beurre ne peut être stérilisé .

La viande crue a l'inconvénient d'être toxique et de provoquer le ténia.

Certains aliments peuvent aggraver la tuberculose, s'ils sont infectés : exemple *le lait ;* il peut toujours contenir le bacille. Pour être inoffensif, il doit être consommé bouilli, après avoir subi l'ébullition pendant au moins trente minutes de suite, dans les casseroles spéciales adaptées à cet usage. La simple montée du lait, en quelques minutes, sur le feu, est insuffisante.

Les *casseroles à bouillir le lait* coûtent très bon marché ; elles sont en grès ; leur couvercle est plat, percé au milieu d'un gros trou, muni d'une petite cheminée par où monte le lait en bouillant. Le lait retombe dans la casserole, à travers une série de petits trous concentriques dont est criblée la surface du couvercle. On perd, de la sorte, un quart du lait bouilli en raison de l'évaporation de l'eau qu'il contient ; mais cette manière de faire donne la sécurité.

Il appartient aux Moniteurs d'Hygiène des Comités départementaux d'aviser par des secours en nature, à ce que les réformés puissent se nourrir convenablement : nos collaboratrices visiteuses puiseront, à cet égard, dans leurs connaissances culinaires et dans leur savoir-faire approprié, l'art de conseiller utilement.

Le Comité et ses Moniteurs s'efforceront de « devenir les conseillers, les amis du réformé tuberculeux et de l'aider à trouver le travail qui lui convient, à redevenir un être utile et heureux » (1).

(1) Professeur *Fuster*, du Collège de France : Appel au Public, 1ᵉʳ avril 1916.

Le réformé tuberculeux, en effet, dans la majorité des cas, ne doit pas devenir un paresseux ; le travail lui est sain, dans la mesure des forces physiques dont il dispose. Le travail en plein air lui convient mieux qu'aucun autre; le travail à domicile peut également lui permettre de vivre; le travail en collectivité est le moins désirable, aussi bien pour les autres que pour lui; il est toutefois possible, si les précautions rigoureuses recommandées dans ces pages sont observées à la lettre. Le travail intellectuel ne saurait lui être interdit.

La réadaptation progressive et méthodique des tuberculeux au travail, sous toutes ses formes, peut se faire dans certaines conditions variant avec chaque cas particulier. C'est un facteur qu'il importe de ne jamais perdre de vue : « Le tuberculeux peut, ainsi, récupérer une place utile qui atténue les charges que sa maladie impose à la société. » (1)

Il va de soi que si la maladie a atteint un stage trop avancé, le travail, comme toute fatigue, est nuisible.

Le *surmenage est l'ennemi de la tuberculose*. Le malade ne doit jamais atteindre les limites de la fatigue. Il n'usera des plaisirs de la vie qu'avec la plus extrême discrétion. Dans la plupart des cas, *s'il veut vivre, le tuberculeux doit s'imposer la continence*.

VIII. — La question du tabac et de l'alcool

1° LE TABAC

Le tabac n'est utile à personne ; il peut ne pas être nuisible à ceux qui jouissent d'une très bonne santé ; il est funeste au tuberculeux, et donne un coup de fouet à sa maladie ; la fumée est dangereuse pour ses voisins.

Le tabac fait respirer un air appauvri en oxygène. Sa fumée qui n'est pas antiseptique pour le microbe de la tuberculose, irrite les poumons. La nicotine qu'il renferme excite gravement le système nerveux, intoxique

(1) *Honnorat*, loco citato.

l'organisme ou durcit les artères, provoque l'artériosclérose, développe la carie dentaire. Le fumeur a, en outre, l'occasion de cracher souvent.

2° L'ALCOOL

L'usage de l'alcool et des liqueurs, même à dose insignifiante, provoque la tuberculose chez ceux qui sont exposés à la moindre contagion et chez ceux qui sont prédisposés. *Le petit verre quotidien qu'on verse souvent dans le café constitue un danger d'autant plus redoutable qu'on le croit inoffensif.* Il en est de même du grog, le soir en se couchant, et de tous les apéritifs.

L'alcool, comme on l'a mille fois répété « fait le lit de la tuberculose ». Partout où l'alcoolisme exerce ses ravages, la tuberculose exerce les siens. La statistique le prouve.

Il y a évidemment des gens sobres qui deviennent tuberculeux ; c'est parce qu'ils ont gagné la maladie ; mais les gens qui ne sont pas sobres gagnent beaucoup plus facilement la maladie que les autres. Voilà ce qu'il appartient au Moniteur d'Hygiène de mettre en pleine évidence, près de ceux qu'il surveille.

Tout homme qui s'adonne à la boisson, même sans s'enivrer, meurt phtisique, huit fois sur dix et tue sa famille par contagion.

Le cidre à haute dose est aussi dangereux que l'alcool ; il en est de même *du vin.* En quantité modérée et raisonnable, ces deux dernières boissons ne sont pas nuisibles.

La lutte antialcoolique et la lutte antituberculeuse doivent se donner la main : leurs moyens d'action sont différents, mais elles poursuivent le même but : éviter la dégradation et la disparition progressives de la race française.

IX. — La désinfection pour Tuberculose

La désinfection, en matière de Tuberculose, doit, de toute nécessité, intervenir dans trois circonstances ; elle est un des pivots de la prophylaxie ; son exécution sera l'un des soucis constant du Moniteur d'Hygiène. Ses règles ont été nettement posées par le docteur *Léon Bernard*, au Congrès de l'Alliance d'Hygiène sociale, à Lyon.

Elle aura lieu :

1° APRÈS DÉCÈS : désinfection complète du logis, de tout ce qui a été en contact avec le malade : le linge à la lessive, et les objets à l'étuve. Ce qui n'a pas de valeur doit être brûlé.

2° APRÈS DÉMÉNAGEMENT : tout logis quitté par un tuberculeux doit être désinfecté, avant d'être livré au nouvel occupant.

Quand un tuberculeux et sa famille s'installent dans un logis quitté par un tuberculeux, la désinfection s'impose également : sinon, de par l'infection préalable du logis, le tuberculeux qui s'installe verra s'aggraver son mal, et sa famille sera atteinte.

On connaît beaucoup de logis qui ont ainsi tué successivement plusieurs familles, l'une après l'autre ; ce sont des *logis meurtriers*, auxquels il convient de faire une guerre impitoyable ; les détruire serait mieux ; ce n'est cependant pas nécessaire ; une mise en état complète suffit. Autant que possible, comme mesures complémentaires et consécutives à la désinfection, tapisser à neuf, blanchir à la chaux le foyer et les murailles qui n'ont pas de tapisserie ; laver les parquets à la lessive bouillante, eau de Javel, etc.

3° EN COURS DE MALADIE : d'abord la désinfection des crachats, en distribuant des crachoirs et des antiseptiques liquides, dans lesquels on crachera.

Faire pratiquer fréquemment le lavage des parquets, des ustensiles divers et des murs ; lavages avec liquides antiseptiques et des lessives bouillantes.

Désinfection des effets :
a) Le linge et tout ce qui peut être lavé, mis dans des

sacs fermés, doit être, tous les huit jours, porté à l'étuve d'abord, puis à la buanderie.

b) Les effets et objets non lavables : tous les quinze jours à l'étuve. (1)

X. — Antiseptiques désinfectants Médicaments et Interventions

I. — ANTISEPTIQUES DÉSINFECTANTS

Ce sont des substances chimiques dissoutes, destinées à détruire, par leur contact, les germes de la tuberculose. Nous indiquerons les meilleures, les plus employées et la façon de les composer. (2)

Notons tout d'abord que *l'eau* peut devenir un merveilleux antiseptique '; il suffit qu'elle soit bouillante. L'eau en ébullition à gros bouillons, pendant soixante minutes, tue les microbes de la tuberculose : faire bouillir les linges, ustensiles et objets souillés — verres, fourchettes, cuillers, etc., — est donc un excellent moyen de désinfection ; mais il coûte un peu cher, puisqu'il coûte le combustible. On favorise l'élévation du point d'ébullition de l'eau, et par conséquent l'efficacité de son action, en y ajoutant du sel, ou un peu de carbonate de soude.

La chaux vive peut désinfecter les ordures et les détritus souillés par les déjections des tuberculeux, quand

(1) Il existe dans les grandes villes et les principales localités de tous les départements des *Services publics de Désinfection* qui, dès aujourd'hui, suffisent à la réaliser convenablement.

Pour l'Ille-et-Vilaine, l'organisation administrative et technique du Service public départemental de Désinfection, telle qu'elle fut adoptée, sur les propositions de l'auteur de ce livre, par le Conseil général en 1908, a donné à l'épreuve du temps, pleine satisfaction. La mobilité d'action de ce service en fera un précieux adjuvant de la lutte antituberculeuse qui se prépare. *Le Moniteur d'Hygiène n'oubliera donc pas l'existence du Service de Désinfection toujours à sa portée et toujours prêt à fonctionner pour son malade.*

C. F. La *Pratique de la Désinfection départementale*, par le *Docteur Follet*, 1 vol., Dunod et Pinat, éditeurs, Paris, 1908.

(2) Instructions du Conseil supérieur d'Hygiène publique de France, 18 février 1907.

on ne peut les brûler; on emploie 5 kilog. de chaux vive par mètre cube à désinfecter.

Un bon badigeonnage au *lait de chaux* aura le pouvoir de désinfecter les murs ou le sol en terre battue qui est le sol habituel de beaucoup de logis à la campagne.

Le Moniteur d'Hygiène doit savoir comment on fabrique du lait de chaux. Ce lait de chaux doit être fraîchement préparé à 200 gr. de chaux délitée en poudre, pour 1.000 gr. d'eau. Pour avoir un lait de chaux actif, on prend de la chaux de bonne qualité ; on la fait déliter en l'arrosant, petit à petit, avec la moitié de son poids d'eau. Quand la délitescence est effectuée, on met la poudre dans un récipient soigneusement bouché et placé dans un endroit sec. Comme un kilog. de chaux qui a absorbé 500 gr. d'eau pour se déliter a acquis un volume de de 2 litres 200, il suffit de le délayer dans le double de son volume d'eau, soit 4 litres 400, pour avoir un lait de chaux qui soit environ à 200 pour 1.000.

Les solutions de Javel et de Crésyl sont plutôt utiles pour les planchers ; ceux-ci seront imprégnés de ces solutions et frottés à la brosse.

L'eau de Javel sera étendue ; on mettra un demi-litre d'eau de Javel dans 50 litres d'eau ; c'est avec ce liquide qu'on lavera pour désinfecter.

Le *Crésylol sodique* est un liquide ; il n'a qu'un inconvénient, son odeur forte et plutôt désagréable. A tous les points de vue, la valeur de cet antiseptique est assez grande pour qu'il puisse suffire à lui seul à remplacer tous les autres désinfectants liquides. Ce Crésylol sodique ne s'emploie que dilué ; en solution forte à 40 gr. pour 1.000 gr. d'eau ; il est efficace contre le bacille de la tuberculose.

On peut désinfecter une pièce de beaucoup de manières. Le procédé par *les vapeurs de soufre* est recommandable ; on brûle dans un récipient, au milieu de la pièce, sur un fourneau, 40 gr. de soufre par mètre cube d'air (1), après avoir pris soin de boucher avec des bandes de papier gommé toutes les ouvertures de la pièce à désinfecter.

Mais la désinfection se pratique aussi par le trou de la serrure avec *des appareils spéciaux* ou par la combustion à l'intérieur des appartements de produits chimiques, conformément aux méthodes approuvées par le Conseil Supérieur d'Hygiène Publique de France.

Pour désinfecter les crachats, on mettra, de préférence, dans le fond des crachoirs, les solutions de chlorure de zinc, de sulfate de cuivre, de thymol, de formol, d'eau de Javel, la lessive de soude.

La solution de *chlorure de zinc* est à 100 gr. de chlorure de zinc pour un litre d'eau ;

La solution de *sulfate de cuivre* est à 50 gr. de sulfate pour un litre d'eau ;

Celle de *thymol* est à 2 grammes de thymol pour un litre d'eau ;

Celle de *formol* est à 20 gr. de formol pour un litre d'eau. Le formol du commerce n'est autre chose qu'une solution d'aldéhyde formique à 40 % ;

La *lessive de soude* en solution aqueuse sera employée à raison de 100 gr. pour un litre d'eau ; on la colore en rouge avec du carmin, pour éviter de la confondre avec des boissons. C'est là, d'ailleurs, une précaution très utile pour tous les antiseptiques ; il faut, *s'ils sont incolores*, les colorer, quand on les conserve dans l'appartement ; sinon, l'on est exposé, par étourderie, à les boire, croyant avoir affaire à de l'eau, du cidre, etc. Beaucoup de personnes ont été ainsi empoisonnées.

II. — LES MÉDICAMENTS USUELS

Les plus essentiels sont les sels de chaux, l'arsenic et les calmants.

Beaucoup d'autres remèdes sont utiles, mais ils ne

(1) Le Moniteur d'Hygiène doit savoir *établir le cubage d'une chambre :* un mètre en bois de menuisier et la connaissance de la table de multiplication suffisent.

peuvent être administrés qu'avec prudence et discernement par le médecin seul qui a depuis longtemps l'habitude de soigner des tuberculeux.

Le tuberculeux ne doit pas abuser des drogues, parce que souvent elles détériorent l'estomac dont le bon fonctionnement est pour le malade l'une des meilleures sécurités.

Le tuberculeux laissera de côté toute la série des médicaments à base d'alcool ou de vins très alcoolisés.

III. — LES INTERVENTIONS CHIRURGICALES

Certains phtisiques considérés comme perdus doivent journellement leur salut, quand leurs lésions n'existent que d'un seul côté, à *l'opération du Pneumothorax artificiel* : une technique des plus ingénieuses permet d'aplatir le poumon malade qui, annihilé, supprimé fonctionnellement, cesse d'empoisonner l'organisme ; l'ennemi est tué dans la place ; le malade vit avec un seul poumon, celui qui est sain.

C'est là une méthode dont il n'est pas indifférent que les Moniteurs d'Hygiène connaissent l'existence. « C'est une puissante méthode thérapeutique », ne craint pas d'affirmer le docteur Kuss (1). Rien n'est plus exact. Le Corps médical, collaborateur des Comités, l'aura présente à l'esprit pour en préciser les indications. Les Comités s'organiseront pour qu'elle soit appliquée comme il convient.

XI. — Les logis insalubres

Le logis insalubre existe à la campagne comme à la ville.

Les *poussières* restent chargées des microbes de la tuberculose pendant de longs mois quand le soleil n'agit pas sur elles.

Le soleil tue, dans la poussière, le microbe de la

(1) Docteur Kuss, médecin du Sanatorium d'Angicourt. Rapport pour 1915 sur le Dispensaire Léon Bourgeois.

tuberculose : c'est pourquoi les rues, les champs, sont plus sains que les appartements.

On doit faire entrer dans les chambres le plus de soleil possible ; les chambres sombres sont malsaines et pleines de menace.

Il faut à tout prix enlever la poussière, l'empêcher de s'entasser, surtout dans les coins mal éclairés : ce sont les coins dangereux. Moins il y a de nids à poussière dans une chambre, plus cette chambre est salubre : tableaux, cadres, tapis, tentures, rideaux doivent être supprimés dans le logis du tuberculeux, ou réduits au strict minimum. Les dessus d'armoire doivent être particulièrement surveillés au point de vue de la poussière.

Les *parquets* seront toujours, là ou habite un tuberculeux, lavés plutôt que cirés et légèrement arrosés, avant de balayer, afin de pouvoir mieux ramasser la poussière et l'empêcher de voltiger dans l'atmosphère où elle va, en retombant, souiller tous les objets.

La *propreté* minutieuse est donc un des meilleurs moyens de lutter contre la tuberculose ; elle a l'avantage de ne rien coûter : l'ordre et la volonté y suffisent.

Les garde-manger seront l'objet d'une attention particulière : tenus au frais, le grillage doublé d'une mousseline renouvelée pour éviter les mouches et les poussières.

On évitera avec le plus grand soin de brosser les chaussures dans la cuisine ou dans l'endroit qui sert à préparer les aliments ; ce nettoyage doit être fait avant celui de l'appartement, en dehors ou après les heures des repas ; sinon, l'on s'expose à répandre sur les aliments la poussière très microbienne résultant de la pulvérisation de la boue collée aux semelles.

Les logis empoisonnés où les morts par tuberculose se succèdent sont l'œuvre des locataires qui ignorent ces simples notions, ou, par incurie, ne les appliquent pas ; les Moniteurs d'Hygiène pénétrés de ces principes et agissant par persuasion pourront beaucoup pour obtenir l'assainissement d'un logement. Les conseils seront suivis à la condition d'être donnés comme il convient : il y a manière.

Le tuberculeux peut être appelé à travailler ailleurs qu'en plein air, ou hors de chez lui, c'est-à-dire en air confiné : il importe qu'il n'oublie aucune de ces vérités et ceux qui l'emploieront auront également soin de les apprendre s'ils les ignorent, de les appliquer s'ils les connaissent. Il est inadmissible, désormais, que certains bureaux d'administrations publiques ou privées, certains ateliers, soient mortels aux travailleurs qui les occupent : or, il en est ainsi.

XII. — Le danger des Mouches

Les mouches propagent la tuberculose ; personne n'y songe, personne ne s'en doute.

Vivant sur les fumiers, les matières fécales, les crachats, les substances en décomposition, les mouches déposent les microbes qu'elles y ont récoltés sur nos aliments et répandent la tuberculose avec beaucoup d'autres maladies infectieuses.

I. — PROTÉGEZ LES ALIMENTS CONTRE LES MOUCHES

Dans les magasins de comestibles et aux étalages, les commerçants doivent garantir de leur contact les matières alimentaires. Dans les cuisines, il est indispensable d'avoir des garde-manger à toiles métalliques.

II. — EMPÉCHEZ-LES DE PÉNÉTRER CHEZ VOUS

Dans les pièces que vous voulez protéger contre les mouches, défendez les issues par de simples filets à larges mailles ou des mousselines.

III. — DÉTRUISEZ-LES PARTOUT OU VOUS LES TROUVEZ

Les pièges en verre, papiers à la glu, papiers tue-mouche, la poudre de pyrèthe fraîche et de bonne qualité, le formol, sont d'excellents moyens pour détruire les mouches.

Les vapeurs de crésyl ou crésol tueront les mouches dans les locaux qu'elles fréquentent le plus, et où elles gîtent pendant l'hiver : écuries, latrines, etc.

Le mode d'emploi de ces divers procédés est indiqué avec détails dans une notice qui est mise à la disposition du public dans toutes les mairies et dans les écoles publiques.

IV. — EMPÊCHEZ LEUR REPRODUCTION

Les mouches pondent leurs *œufs* et se reproduisent sur les dépôts d'immondices et les substances en décomposition.

Eloignez des habitations les détritus de toutes sortes, fumiers dépôts d'ordures, gadoues, etc. Les écuries, étables, tous les abris pour animaux doivent être maintenus propres. Des fumigations de crésol y seront faites au début de l'hiver pour détruire les mouches au gîte. Il est nécessaire d'enlever les fumiers trois fois par semaine en été et de les déposer loin des maisons.

Aspergez les immondices de substances qui écartent les mouches pondeuses et tuent leurs larves : huile verte de schiste ou huile lourde de goudron de houille mélangées à parties égales avec de l'eau, lait de chaux.

Versez dans les latrines ces substances capables d'empêcher la ponte. Tous les six mois, répandez dans les fosses d'aisances fixes un litre de pétrole ou encore un litre d'huile verte de schiste additionnée de la même quantité d'eau.

Une ménagère soucieuse de la santé des siens évitera d'acheter des aliments altérables (viande, pâtisseries, fruits, etc.) exposés sans protection aux mouches et aux poussières de la rue.

XIII. — La préservation de l'enfance saine contre la Tuberculose par l'œuvre de Grancher (1)

« — Que faire pour préserver mon fils du mal dont

(1) L'*Œuvre de Grancher*, conçue dans un éclair de génie par le Professeur Grancher, fondée en 1906, a son siège social à Paris, 4, rue de Lille.

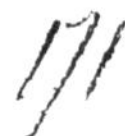

je suis atteinte ? » disait récemment à son médecin une pauvre femme en puissance de tuberculose au second degré.

« Vous en séparer s'il en est temps encore », répondit le docteur qui examina l'enfant ; il était sain, par miracle ; on le confia à l'Œuvre de Grancher ; c'était le salut.

Cette œuvre est basée sur des faits d'observation quotidienne tels que ceux-ci : *on ne naît pas tuberculeux ; on le devient par contagion*, très souvent au contact de ses parents phtisiques ; il faut donc préserver l'enfance quand il est encore temps.

L'Œuvre de Grancher a pour objet de prendre un enfant en danger de contagion tuberculeuse dans les logis ouvriers, là où le père, la mère, le frère sont ou seront tuberculeux, et infectent l'appartement. Cet enfant qui deviendrait fatalement tuberculeux, qui ne l'est pas encore, l'Œuvre le prend à l'état sain, et le confie à une famille de paysans physiquement et moralement saine, en pleine campagne, où il vivra pendant toute la période scolaire, jusqu'à 12 ou 13 ans ; il devient ainsi un être robuste et vigoureux. Assurément, il ne faut pas mettre les enfants partout, au hasard. L'Œuvre y veille. Le médecin de campagne qui veut bien se charger de la direction des enfants choisit avec soin les paysans auxquels ceux-ci doivent être confiés. Il y a, dans les campagnes, certes, des familles malpropres, alcooliques, tuberculeuses, comme à la ville ; d'autres où l'alimentation est insuffisante ; d'autres, enfin, où l'on est trop pauvre.

Mais il existe aussi des paysans dont la maison est propre, qui ont du bien au soleil et sont de très braves gens ; sous bonne surveillance, les enfants qu'on leur confie sont bien soignés et, grandissant en dehors de toute contagion tuberculeuse, deviennent, quoique issus de parents tuberculeux, aussi robustes que les plus robustes.

Parents qui toussez, parents que tourmente « la maladie de poitrine », séparez-vous de vos enfants, si la chose est possible, au moins jusqu'à guérison ; leur vie est entre vos mains ; ne leur transmettez pas votre mal ; ne les tuez pas, ne les condamnez pas à une existence misérable, si, par hasard, une fois contaminés, ils s'obstinent à vivre ! Songez à cette belle Œuvre de Grancher qui peut vous rendre des services.

Les enfants des réformés militaires pour tuberculose y trouveront souvent le salut.

L'Œuvre de Grancher, on ne saurait trop le répéter, n'accepte les enfants que s'ils ne sont pas encore atteints de tuberculose : le but qu'elle vise est de préserver. Elle deviendra, partout où elle existe, l'associée précieuse des Comités départementaux (1).

L'initiative privée peut créer partout des œuvres du type Grancher : il est surprenant que le nombre n'en soit pas plus considérable.

Là où l'œuvre Grancher n'existe pas, les enfants qu'il y aurait lieu de séparer des parents, pourront être placés à la campagne, dans de bonnes conditions, sous la direction et la surveillance du Service des Enfants Assistés, ou dans des orphelinats privés.

Il est enfin certaines familles aisées qui désirent des enfants et n'en ont pas : pourquoi ne s'intéresseraient-elles pas aux petits dès « blessés de la tuberculose », en leur donnant asile, au moins pour un temps ? Noble tâche de solidarité dont il sera permis à l'avenir, espérons-le, de citer de nombreux exemples.

Quelque soit la méthode de séparation utilisée, l'idée maîtresse de Grancher restera féconde et les Moniteurs d'Hygiène ne manqueront pas de la vulgariser.

(1) Une filiale de l'Œuvre de Grancher existe à Rennes, depuis 1906 ; son fonctionnement a été exposé par le docteur *Follet*, fondateur et président, dans une série de conférences publiques de 1906 à 1912, au cours des fêtes organisées au profit de l'Œuvre.

RENNES

IMPRIMERIE BRETONNE

www.ingramcontent.com/pod-product-compliance
Ingram Content Group UK Ltd.
Pitfield, Milton Keynes, MK11 3LW, UK
UKHW021147140726
13695UKWH00005B/1997